Comtesse de Ségur

La Santé des enfants

Essai

ISBN : 978-1979267281

10 9 8 7 6 5 4 3 2 1

Comtesse de Ségur

La Santé des enfants

Essai

Table de Matières

I. INTRODUCTION

Je n'ai pas la présomption de vouloir faire un livre de médecine ; je désire seulement combler une lacune qui existe dans l'éducation des jeunes personnes, en les faisant participer aux fruits de ma longue expérience et de quelques études sur l'éducation physique des enfants. – Que de fois ai-je vu de pauvres mères pleurer des enfants qu'elles auraient conservés, si elles avaient su prévenir la maladie, ou tout au moins aider aux prescriptions du médecin, par des soins éclairés ! Moi-même j'en ai perdu un par ignorance des symptômes du mal qui me l'a enlevé, et par une alimentation reconnue trop tard détestable. Mes premiers enfants ont fait des maladies graves qui ont nécessité des remèdes douloureux. J'aurais tout évité si j'avais eu les notions d'hygiène et de médecine que j'ai eues plus tard et que je dois à un homme de talent et de conscience.

Mes filles mariées ont profité de ma tardive expérience et ont préservé leurs enfants des maux dont je n'avais pas su préserver les miens. J'ai pensé qu'en publiant ce petit écrit, je rendrais service à bien des jeunes mères ; j'espère que chacun pourra comprendre et mettre en pratique les moyens très-simples que je recommande pour les maladies et les indispositions les plus communes à l'enfance.

Je commencerai par les causes et les premiers symptômes de ces maladies.

L'absence du médecin, ou quelquefois même l'impossibilité d'en avoir un à la campagne, peuvent donner une utilité réelle à ces conseils dictés par l'expérience.

II. MALADIES DES ENFANTS

DES DEUX CAUSES GÉNÉRALES DES MALADIES DES ENFANTS

Il y a des maladies qu'on ne peut ni prévoir, ni empêcher, comme les maladies causées par des humeurs héréditaires, les maladies de peau ou épidémiques.

Il y en a qui peuvent être conjurées et prévenues.

Deux causes amènent presque toutes les maladies :

Un refroidissement ;

Une nourriture trop forte ou mauvaise.

DU REFROIDISSEMENT.

Il faut, pour éviter les refroidissements, couvrir l'enfant, mais non l'étouffer sous une multitude de vêtements ; ne pas assez couvrir est mauvais ; couvrir trop est détestable.

Si l'enfant est en robe (à l'anglaise) dès sa naissance, mettez-lui en été sa chemise, une robe de flanelle, une robe de percale ; en dessous une couche de fil, des bas de laine et des chaussons.

En hiver, ajoutez sur la robe de flanelle une robe de futaine ou finette, un fichu de mousseline autour du cou, et une couche de flanelle sur la couche de fil.

Si l'enfant est à la française (en langes), mettez sur la chemise une brassière de flanelle, une autre en futaine ou en percaline doublée, un fichu de mousseline autour du cou.

Enveloppez-le d'une couche, d'un lange de molleton de laine, d'un autre en molleton de coton.

Ne serrez pas l'enfant.

Laissez-lui les jambes libres.

Relevez le bout du lange sans gêner le mouvement des jambes.

Évitez les épingles ; mettez des cordons aux langes comme aux brassières.

Mettez sur la tête un béguin en toile ou batiste, un bonnet de percale ou jaconas par-dessus.

L'été, ne laissez qu'un seul bonnet sans béguin.

Trop couvrir la tête est mauvais ; il est très-important de couvrir les membres inférieurs, surtout les pieds et les jambes.

Chez l'enfant, toute la vie se porte vers la tête.

S'il a des humeurs, c'est à la tête qu'elles se portent ; s'il a la fièvre, c'est la tête qui se prend. Dégagez donc toujours la tête et attirez toujours vers les pieds.

Ne tenez pas l'enfant dans une chambre trop chaude ; la chaleur

Saint-Évremond

de l'appartement le rend susceptible de refroidissement.

Ayez soin de renouveler l'air de la chambre de l'enfant, au moins deux fois par jour. S'il fait froid, s'il gèle, ouvrez cinq minutes seulement pendant que l'enfant est absent, mais ouvrez tous les jours, matin et soir.

Quand vous promenez l'enfant en hiver, enveloppez-le bien d'un manteau ouaté, couvrez la tête d'un capuchon, préservez le cou et la nuque du froid et du vent.

Sortez l'enfant toutes les fois qu'il fait beau.

Ne le sortez pas quand il fait du brouillard ou un vent fort et froid.

Le brouillard dispose au croup, aux irritations d'entrailles ; le vent froid, aux rhumes, aux maux de gorge.

Défendez à la nourrice de changer l'enfant à l'air en hiver ; le froid qui tombe sur le ventre et les jambes est mauvais. Il vaut mieux que l'enfant reste mouillé pendant une heure que risquer le refroidissement.

Laissez l'enfant circuler dans l'appartement, dans la maison, en l'enveloppant d'un châle ou d'un manteau : il s'habitue ainsi à changer de température et il devient moins sujet à prendre froid, à s'enrhumer.

Ne permettez pas, je le répète, que la chambre de l'enfant soit trop chauffée.

Dans les premiers mois de la naissance, faites-y entretenir *un feu couvert toute la nuit*, qui conserve dans la chambre à peu près la même température le jour comme la nuit.

Faites chauffer les couches de l'enfant quand vous le changez.

Qu'il perde cette habitude en prenant des forces ; à trois ou quatre mois il n'est plus nécessaire de chauffer le linge.

En résumé, tenez l'enfant dans une chaleur modérée.

Évitez les grandes transitions de chaud et de froid.

Couvrez-le assez pour qu'il n'ait pas froid.

Habituez-le graduellement à l'air extérieur.

Ne couvrez pas trop la tête.

Couvrez bien les membres extérieurs et le cou.

DES CRIS DES JEUNES ENFANTS

Quand un enfant crie, la nourrice l'apaise en lui donnant le sein ; ce moyen, employé trop souvent, redouble les cris de l'enfant en lui chargeant l'estomac, ajoutant ainsi une souffrance à celle qui le faisait crier.

Un enfant qui tette toutes les heures ne crie pas dans l'intervalle parce qu'il a faim, mais pour une autre cause qu'il faut rechercher.

Souvent il a des coliques parce qu'il a eu froid ; chauffez une couche ou un morceau de laine et appliquez-le-lui sur le ventre ; s'il s'apaise, c'est que vous avez trouvé la cause de ses cris ; recommencez le remède si les cris recommencent.

Souvent l'enfant crie parce qu'il est trop serré dans ses vêtements ; examinez si un lange ou un cordon ne le gêne pas. Quand on a la mauvaise habitude de se servir d'épingles, il peut arriver qu'une épingle pique l'enfant ; il faut y regarder.

DE LA NOURRITURE

Il est non-seulement inutile, mais préjudiciable à la santé de l'enfant, soit de lui donner de la bouillie, soit de la soupe avant quatre ou cinq mois.

Quand on commence à faire manger l'enfant, il faut donner d'abord une demi-tasse à thé, au plus, de bouillie ou soupe ; on augmente au bout d'un mois, et graduellement on arrive, quand l'enfant a un an, à lui faire manger deux ou même trois assiettées de soupe par jour, et des croûtes de pain dans l'intervalle.

Quand un enfant est sevré, donnez-lui trois soupes et trois tasses de lait réparties dans la journée.

Ne donnez jamais à manger la nuit ; au plus à boire de l'eau sucrée, ou de l'eau rougie, ou de l'eau panée, selon les habitudes de l'enfant.

Autant que possible, abstenez-vous de donner la nuit ni à manger ni à boire, à moins que l'enfant ne soit malade.

On croit donner des forces à un enfant en le faisant manger beaucoup, souvent et des choses succulentes ; on se trompe cruellement. Le moindre mal qui en résulte est une fatigue d'estomac qui se fait sentir plus tard par de fréquentes indigestions, par ce qu'on appelle délicatesse d'estomac.

Souvent les conséquences sont plus graves ; votre enfant a sans cesse le dévoiement ; il est pâle, grognon, c'est un enfant chétif au lieu d'être fort et gros, comme il annonçait devoir l'être en naissant. Il a des humeurs, des croûtes sur la figures, des écoulements d'oreille ; son humeur est triste, il est maussade et désagréable. Pourquoi ? parce qu'il surcharge son estomac, qu'il digère mal et qu'il est dans un état de malaise perpétuel.

Il est aussi dangereux d'alimenter trop fortement un enfant que de le mal nourrir ; il s'ensuit un trouble profond dans les organes de la digestion qui peut amener le rachitisme.

Ne donnez de la viande aux enfants que vers dix-huit mois ou deux ans, quand ils peuvent la mâcher. N'en donner qu'une fois par jour les premiers six mois. Donnez-leur des soupes grasses, des panades, des œufs frais, des pommes de terre, des légumes sains, comme lentilles, haricots verts, chicorée, épinards, carottes. Pas de choux, de navets, de haricots secs, de pois, qui sont lourds et venteux.

Le laitage est bon pour les enfants, en petite quantité.

La pâtisserie ne vaut rien habituellement : on peut en donner par exception, c'est-à-dire une ou deux fois par mois.

Les bonbons de toute espèce sont détestables, surtout entre les repas.

Un enfant de deux ans et au-dessus peut manger sans inconvénient quatre fois par jour ; le matin en se levant une soupe, soit grasse, soit au lait, soit une panade, selon son goût ; ou bien du café de glands avec du lait, ou bien, s'il le préfère, une bonne tartine de pain et de beurre.

Vers onze heures, une soupe et une côtelette de mouton ou autre viande, coupée bien menu pour suppléer au défaut de mastication de l'enfant.

Si l'enfant le préfère, de la viande suivie d'un plat de légumes. Du pain à volonté.

Les pommes de terre sous la cendre avec un peu de beurre, le riz à la créole (sauté dans du beurre), sont des mets excellents pour les enfants et qu'ils aiment généralement.

Deux plats, à ce second repas, suffisent grandement, surtout si on laisse toute liberté sur la quantité de pain. Le pain sec peut se donner toujours sans inconvénient quand l'enfant n'est pas malade.

Vers deux heures, un repas léger, soit une tasse de lait avec du pain à discrétion, soit du pain et des confitures, soit du pain et des fruits de la saison, en quantité modérée.

Vers six heures, une soupe, un plat de viande, un plat de légumes, du dessert.

Ne laissez pas veiller les enfants ; jusqu'à quatre ou cinq ans, couchez-les à sept heures l'automne et l'hiver ; entre sept et huit en été, selon le plus ou moins de disposition au sommeil.

Donnez très-rarement des choses fortes en vinaigre, des salaisons, de la cochonaille, des épices, du vin pur, du café.

Défendez autant que possible les petites mangeailles entre les repas. C'est difficile à éviter toujours, mais que la règle soit de ne manger qu'aux repas.

En résumé, une nourriture simple, suffisante pour contenter l'appétit, et à des heures réglées.

UTILITÉ DE LA MÉDECINE PRÉVENTIVE.

Il vaut mieux prévenir le mal que le guérir.

Les moyens préventifs sont simples, faciles et ne demandent qu'une surveillance maternelle, c'est-à-dire intelligente.

C'est pourquoi je vais, pour différentes indispositions, indiquer les moyens d'arrêter le mal au début.

Il est bien entendu que je ne prétends pas traiter ici des maladies graves pour lesquelles les soins d'un médecin sont indispensables, mais seulement des symptômes qui peuvent les faire redouter.

DISPOSITION DES ENFANTS À AVOIR LA TÊTE PRISE.

Chez les enfants, la tête est l'organe le plus constamment menacé.

Quand un enfant a la fièvre, la tête se prend généralement.

On reconnaît que la tête se prend, lorsque l'enfant a le regard lourd, c'est-à-dire quand il tourne péniblement l'œil, qu'il le fait avec effort ;

Quand la pupille est plus dilatée que d'habitude ;

Quand les battements du cœur et la force du pouls sont en désaccord, le cœur battant très-fort et le pouls étant petit quoique vif ;

Quand la tête est chaude ;

Quand l'enfant est disposé à l'assoupissement ;

Quand le visage est rouge et brûlant ;

Quand l'enfant ne s'amuse de rien, s'irrite de tout et n'accepte aucune distraction.

Lorsque tous ou la majorité de ces symptômes sont réunis, vous pouvez craindre que la tête ne s'engage ; alors, si l'enfant a un an et plus, faites-lui prendre un bain de pieds d'eau chaude et de savon. (J'indiquerai à la fin comment il faut faire administrer les bains de pieds, les cataplasmes, etc.)

Pendant le bain de pieds, mouillez la tête de l'enfant avec une éponge pleine d'eau *fraîche*, mais pas trop froide.

Laissez la tête découverte, ou tout au moins, s'il fait froid, ne mettez qu'un petit béguin de batiste ou de toile fine.

Si le bain de pieds ne soulage pas l'enfant, vous mettrez à chaque pied un cataplasme de farine de graine de lin saupoudré de camphre, que vous laisserez une bonne demi-heure.

Vous continuerez à mouiller de temps à autre la tête de l'enfant.

Vous reconnaîtrez qu'il y a du mieux lorsque l'enfant reste éveillé ;

Qu'il accepte la distraction ;

Qu'il est moins rouge ;

Que le regard reprend de la vivacité ;

Que l'œil se meut sans effort pour regarder ce qui se passe autour de lui ;

Que les mouvements de la tête, des mains, sont plus vifs ;

Que le pouls reprend de la force et que les battements du cœur perdent de la leur ;

Que la tête et le front sont moins chauds ;

Alors il ne reste plus qu'à maintenir les pieds chauds, la tête fraîche.

Il ne faut donner aucune nourriture pendant plusieurs heures jusqu'à ce que la fièvre soit passée, la tête complètement dégagée.

Donner à boire de l'eau panée, soit de l'eau de riz, soit de l'eau de gruau, soit de l'eau pure.

(J'indiquerai la manière de les faire à la fin du livre.)

Achevez de dégager la tête en donnant un demi-lavement de lait tiède.

Si l'enfant est trop jeune pour prendre des bains de pieds, commencez tout de suite par des cataplasmes et de l'eau fraîche sur la tête et le front.

Pour tenir les pieds chauds après les cataplasmes, enveloppez chaque pied d'une flanelle double, ou dans de la ouate. Quand l'enfant est posé sur son lit, mettez-lui aux pieds une bouteille de grès pleine d'eau très-chaude et bien bouchée. Placez-la de manière qu'elle ne touche pas aux pieds de l'enfant, qu'elle pourrait brûler.

Maintenez la chambre dans une bonne température, pas trop chaude ; donnez de l'air s'il ne fait pas froid dehors ; l'air est toujours bon pour les enfants, surtout quand la tête est prise ou menacée.

Soignez le régime pendant quelques jours.

Tenez le ventre libre au moyen de lavements moitié lait et moitié eau.

DÉLICATESSE DE L'ESTOMAC, DES ENTRAILLES

Donnez à votre enfant une nourriture saine, pas trop abondante ; garantissez-le du froid, surtout aux extrémités et au ventre ; garantissez-le de l'humidité aux pieds ; aura un bon estomac et par conséquent de bonnes digestions.

Si toutefois la dentition ou un refroidissement amenait un vomissement et un dérangement d'entrailles, donnez à l'enfant pendant la durée de l'indisposition :

Une nourriture légère, pas de soupes grasses ; des panades, du riz cuit à l'eau et au sel et sauté dans du beurre frais, des tartines de pain et de beurre, du pain sec à volonté et autres mets sains et légers.

Faites boire soit de l'eau de riz, soit de l'eau de gomme, soit de l'eau panée, fraîche et légèrement sucrée ; on peut en donner trois ou quatre verres par jour ; mais si l'enfant n'a pas soif, il ne faut pas le forcer à boire.

Si le dévoiement persiste, prenez un blanc d'œuf cru et aussi frais que possible ; mettez-y une grande cuillerée de sirop de gomme ou de sucre râpé, battez-le jusqu'à ce qu'il soit en mousse ; alors, ajoutez un verre d'eau fraîche en continuant de battre et en versant l'eau tout doucement.

Faites-en prendre à l'enfant une cuillerée toutes les heures, en ayant soin de battre chaque fois.

Interrompez quand le dévoiement est arrêté depuis plusieurs heures.

Mettez sur le ventre une feuille de coton cardé que vous ferez tenir en la bâtissant sur un ruban noir autour du corps.

Frictionnez légèrement le ventre avec de l'huile tiédie.

Tenez les pieds bien chauds.

Donnez matin et soir une tasse d'eau de gruau un peu sucrée, chaude ou froide, selon le goût de l'enfant.

S'il y a des coliques, de fréquentes garde-robes avec peu de matières et des glaires, donnez une cuillère à café d'huile de ricin dans une petite tasse de bouillon ou dans du jus d'orange ; la purgation légère amenée par l'huile de ricin arrêtera l'irritation d'entrailles commençante. Quand le dévoiement est fini, augmentez progressivement la nourriture ; et quand, au bout d'un jour ou deux, vous reviendrez à la viande, commencez par du mouton rôti ou grillé ; une côtelette, une tranche de gigot, du filet de mouton sans graisse est la nourriture la plus légère et la plus saine. Ne donnez du poulet que lorsque les entrailles seront remises ; gardez-vous du veau, c'est la pire des viandes.

S'il y a disposition aux coliques et dérangements d'entrailles, continuez l'eau de gruau pendant dix ou quinze jours.

CROUP. — Moyens préservatifs. — Moyens curatifs.

Le croup véritable est fort rare, tandis que sa première phase ou le faux-croup est malheureusement très-fréquent ; je vais indiquer les moyens de reconnaître et combattre le faux-croup.

Il se manifeste par une toux enrouée qui ressemble au chant d'un jeune coq ou à l'aboiement d'un chien enroué, et par une gêne visible dans la respiration.

Des observations faites pendant quinze ans par un médecin plein de talent et de tact médical, le docteur Mazier, de l'Aigle, constatent :

Que le croup ne se déclare jamais que la nuit ;

Que le croup provient d'un courant d'air qui vient frapper la figure et le cou de l'enfant pendant son sommeil.

Des centaines d'expériences ont confirmé cette observation.

Placez le lit de votre enfant de manière que les portes, en s'ouvrant et en se fermant ne fassent pas soufflet sur lui quand il dort, que les fenêtres soient assez éloignées pour qu'il ne sente pas l'air qui en vient ; placez-le enfin hors de tout filet d'air, et il n'aura jamais le croup. Évitez de mettre le lit de l'enfant contre le mur, car les courants d'air suivent toujours les murs.

Si, malgré ces précautions, l'enfant se réveillait avec une toux croupale, commencez par changer le lit de place ; une crevasse dans le mur, une fente suffisent pour donner le croup.

Ensuite, mettez à la plante des pieds des cataplasmes de farine de lin, saupoudrés d'une bonne pincée de camphre en poudre.

(J'indiquerai plus loin la manière de faire les cataplasmes et de réduire le camphre en poudre.)

Si la toux croupale disparaît et fait place à une toux ordinaire, ne faites plus rien que tenir les pieds chauds au moyen d'une bouteille d'eau bouillante, et faites boire chaud soit de l'eau sucrée, soit de l'eau gommée.

Si au bout d'un quart d'heure la toux persiste ainsi que l'enrouement et surtout la suffocation, délayez un grain d'émétique dans un verre d'eau sucrée tiède, et faites-en prendre à l'enfant deux cuillères à café toutes les cinq minutes jusqu'à ce qu'il vomisse.

Quand il aura vomi deux ou trois fois, si la respiration devient plus facile, la voix plus claire, la toux plus naturelle comme une simple toux de rhume, laissez l'enfant dormir ; mettez-lui seulement une bouteille d'eau chaude aux pieds, et enveloppez-les de laine ou de ouate après avoir retiré les cataplasmes.

Le lendemain, donnez une nourriture très légère et tenez l'enfant chaudement, mais sans excès, et hors des courants d'air.

Dans les croups les plus violents, l'enfant a grande chance d'être sauvé quand il a vomi.

Pour empêcher une rechute, changez l'enfant de chambre, ou tout au moins changez son lit de place.

Quand une toux croupale prend un enfant de jour, soyez sûr qu'il a avalé quelque chose qui s'est logé dans la cavité du larynx ; j'en ai été témoin plus d'une fois.

Dans ce cas, il faut faire vomir l'enfant avec l'eau émétisée prise d'après l'indication ci-dessus, et si cela ne suffit pas pour amener des vomissements, alternez avec du sirop d'ipécacuanha pris par demi-cuillerée de quart d'heure en quart d'heure ; quand l'enfant vomit, penchez-le vivement en avant pour que le corps étranger sorte plus facilement.

Continuez à faire vomir jusqu'à ce que la toux prenne le caractère d'une toux ordinaire, et que la respiration soit facile.

Attendez-vous à une toux prolongée de quelques jours, à cause de l'irritation causée par le séjour d'un corps étranger dans la cavité du larynx.

Soignez alors l'enfant comme pour un rhume ordinaire.

CONVULSIONS.

C'est une erreur de croire que le dévoiement préserve les enfants des convulsions ; j'ai toujours vu le contraire chez mes enfants ; les convulsions arrivaient à la suite d'un dérangement mal soigné.

J'ai indiqué dans un chapitre précédent, pages 9 et 10, les moyens à employer quand la tête de l'enfant commençait à se prendre.

Si on les a négligés ou que, malgré ces moyens, l'enfant soit pris de convulsions, commencez par lui mettre dans la bouche une petite pincée de sel de cuisine.

Mettez-lui le plus tôt possible les pieds dans un bain d'eau de savon ; réchauffez souvent l'eau et laissez l'enfant les pieds dans le bain pendant vingt minutes. Pendant ce bain, bassinez la tête et le front avec de l'eau fraîche et laissez-la découverte.

Ayez soin de mettre la main jusqu'au poignet dans le bain pour vous assurer qu'il n'est pas trop chaud et ne peut pas brûler les pieds de l'enfant.

Si le bain de pieds et le sel ne suffisent pas, mettez sur les cuisses et le ventre des ventouses sèches. (J'indiquerai plus loin le moyen de les appliquer.)

Si enfin les convulsions continuent, mettez l'enfant dans un bain tiède d'eau de son ; à défaut, de l'amidon ou du lait.

Pendant le bain, humectez la tête d'eau fraîche et mettez à ses pieds une bouteille d'eau très-chaude.

Si enfin les convulsions persistaient encore, faites respirer de l'éther pendant quelques instants. Si ce moyen ne suffit pas, mettez à chaque cheville interne une petite sangsue que vous laisserez saigner pendant une demi-heure au plus. (J'indiquerai plus loin la manière d'appliquer les sangsues et d'arrêter le sang.)

Les convulsions qui dépendent d'un état inflammatoire du cerveau exigent un traitement médical très énergique.

Elles sont précédées d'un état maladif de la tête avec des symptômes graves et alarmants, et nécessitent les soins d'un médecin.

MAL DE GORGE. – ANGINE COUENNEUSE ; symptômes ;
Moyens curatifs.

L'angine couenneuse, qui semble être implantée en France, a des symptômes particuliers qui la font facilement reconnaître.

L'enfant se plaint de mal de gorge, mais pas d'une manière vive.

Le léger mal de gorge s'accompagne d'une altération extraordinaire du visage. La fièvre par sa violence n'est pas en harmonie avec le mal de gorge ; l'haleine est fétide.

La gorge est rouge à l'intérieur à la place des amygdales.

Il y a de l'enflure à l'extérieur.

Si vous laissez marcher le mal, il se forme sur les amygdales, à l'intérieur, une tache blanchâtre semblable à une goutte de lait, précédée d'un engorgement des glandes du cou.

Si l'enfant a moins de deux ou trois ans, le traitement est difficile et pénible, parce qu'il faut agir par la force.

Si l'enfant a assez d'intelligence pour comprendre ce qu'on lui dit, et assez de docilité pour le faire, on peut avoir l'espérance d'arrêter cette terrible maladie au début.

Voici le traitement :

Tenir l'enfant au lit, les pieds bien chauds.

Faire prendre matin et soir un bain de pieds d'eau de savon, pendant un quart d'heure ; prendre garde que l'enfant n'ait froid pendant le bain.

Recoucher l'enfant dans un lit bassiné et mettre aux pieds une bouteille d'eau chaude.

Faire boire souvent une boisson acidulée ; la plus agréable est la limonade pas trop sucrée et cuite, c'est-à-dire faite avec de l'eau bouillante qu'on jette sur des tranches de citron dont on a enlevé la peau.

Faire gargariser au moins trois fois par jour avec de l'eau fortement vinaigrée ; vous mettez un quart de vinaigre contre trois quarts d'eau.

Les enfants ne pouvant pas conserver longtemps la même gorgée, il faut leur en faire prendre trois ou quatre, qu'ils crachent successivement.

Il est inutile de faire chauffer l'eau ; il vaut même mieux qu'elle soit un peu fraîche.

S'il n'y a pas d'amélioration au bout d'une demi-journée, faites faire de l'eau d'orge, faites aciduler fortement par un pharmacien avec l'*acide muriatique* et sucrer avec du miel.

Si l'enfant n'aime pas le miel, sucrez avec du sucre, ou pas du tout si l'enfant le préfère.

Il faut tâcher que l'enfant n'avale pas ce gargarisme ; pourtant, s'il en avalait un peu, il n'y aurait pas de mal sérieux à redouter ; quelques coliques peut-être.

Si l'enfant est trop jeune ou trop indocile pour se gargariser, prenez un petit bâton, comme un crayon ou un pinceau ; fixez au bout un tampon de charpie gros comme une petite noisette, trempez dans le gargarisme et passez dans la gorge de l'enfant, principalement sur les parties malades.

Ayez soin de fixer la charpie de manière qu'elle ne puisse se détacher du bâton, et ne serrez pas le bout ni le milieu, pour qu'elle puisse s'imbiber d'une plus grande quantité de gargarisme.

Recommencez trois fois par jour, jusqu'à ce que les symptômes fâcheux soient disparus.

S'il y a déjà une ou plusieurs taches blanches dans la gorge, vous prendrez au lieu du gargarisme du jus de citron, et vous y tremperez votre tampon.

Il faut alors procéder différemment pour bassiner la gorge.

Vous commencez par appuyer un côté du tampon sur la place blanche ; vous tournez le tampon sur l'escarre pour l'enlever et pour bien humecter ensuite la place de l'escarre avec le jus de citron.

Si un caustique plus énergique devient nécessaire, il ne peut être employé que par un médecin.

S'il y a plusieurs taches blanches, vous recommencez pour chacune la même opération, en ayant soin de tremper chaque fois votre tampon dans le jus de citron.

Souvent une seule opération suffit, mais il est plus prudent de la recommencer dix ou douze heures après.

Pour faire cette opération il faut être quatre ; une personne maintient les mains de l'enfant ; une autre lui maintient la tête ; une troisième cautérise d'une main et de l'autre maintient, avec le manche d'une cuillère la langue de l'enfant ; la quatrième personne tient la bougie pour éclairer la gorge.

Agissez avec promptitude et sans prévenir l'enfant. Ne lui donnez pas le temps de se reconnaître ; plus vous irez vite, mieux l'enfant s'en trouvera.

Que tout soit prêt d'avance.

Tant que l'enfant a le visage altéré, l'haleine fétide, et la fièvre, il faut ne donner aucune nourriture, faire boire souvent et continuer le traitement.

S'il n'y a pas de garde-robe, donnez tous les jours un lavement d'eau et de lait.

Quand tous les mauvais symptômes ont disparu, qu'il ne reste plus qu'un peu de fièvre, si l'enfant demande à manger, vous pouvez lui donner du bouillon à l'oseille ou aux herbes, et peu d'heures après, une petite croûte de pain sec.

Pour les tout petits enfants, le traitement est indiqué ; il faut tout faire par la force.

Une chose très-utile dans la prévision de l'angine et de tout mal de gorge, c'est d'apprendre aux enfants dès l'âge de quinze à dix-huit mois, à se gargariser ; ils le feront s'ils le voient faire.

J'ai eu récemment encore l'occasion de bénir l'heureuse prévoyance qui m'avait fait apprendre à mes petits-enfants à se gargariser. Je le faisais devant eux tous les matins à ma toilette, et ils l'ont fait par imitation ; une de mes petites-filles a été prise d'une angine couenneuse qui a été arrêtée dès son début par l'habileté de l'enfant à se gargariser et par sa docilité extraordinaire.

Je ne pense pas qu'on puisse prévenir l'angine couenneuse, mais on peut prendre des précautions préservatrices.

Il faut éviter de sortir les enfants par les temps de brouillard, par un vent froid, et par l'humidité du soir.

Il faut couvrir le cou et surtout la nuque.

Il faut assez couvrir les enfants pour qu'ils n'aient froid nulle part.

L'angine couenneuse est contagieuse.

Tant que la maladie dure, empêchez que les enfants sains ne soient en contact d'air et d'haleine avec l'enfant malade ; qu'ils couchent, qu'ils jouent dans une autre chambre et qu'ils ne se servent pas des verres ou des cuillères qui ont servi à l'enfant malade.

Il est utile, tant pour l'enfant malade que pour les personnes qui le soignent, de tenir les fenêtres ouvertes le plus possible. Si la saison trop froide ne le permet pas, renouvelez l'air, soit par des portes ouvertes, soit en ouvrant une fenêtre pendant quelques secondes seulement, trois ou quatre fois par jour ; mettez sur la tête et la figure de l'enfant un mouchoir pendant que la fenêtre est ouverte, pour qu'il ne sente pas l'air froid.

MAL DE GORGE COMMUN

Le mal de gorge provient toujours de froid aux pieds ou au cou, principalement à la nuque.

Quand l'enfant a mal à la gorge sans les symptômes de l'angine couenneuse indiqués dans le chapitre précédent, faites prendre un bain de pieds d'eau de savon, tenez l'enfant chaudement, couvrez le cou, les pieds et les jambes ; faites boire souvent, tiède n'importe quoi, eau sucrée, eau pure, de groseille, de cerise, de gomme ; c'est indifférent.

S'il y a de la fièvre, couchez l'enfant après le bain de pieds, mettez aux pieds une bouteille d'eau chaude.

S'il n'y a pas d'amélioration après douze heures, mettez à la plante des pieds un cataplasme de farine de lin camphré.[1]

Si l'enfant est échauffé, donnez un lavement d'eau tiède et de lait.

Ces moyens suffisent pour faire passer le mal de gorge dans son début.

Si l'enfant est raisonnable, vous hâterez beaucoup la guérison en lui donnant un gargarisme d'eau légèrement acidulée de vinaigre.

RHUME DE CERVEAU

Le rhume de cerveau vient d'humidité aux pieds, de froid à la nuque, au front.

Il se manifeste par des éternuements ; plus tard le nez coule, le dessus du nez rougit, les yeux pleurent, souvent la fièvre survient.

---

1 Voyez, à la fin du volume, comme il faut faire ces cataplasmes.

Pour préserver des rhumes de cerveau, il faut éviter de sortir les enfants par le vent froid, surtout le vent d'est.

Il faut leur couvrir les pieds, la nuque et la tête, en faisant revenir le bonnet ou le chapeau un peu sur le front.

Malgré ces précautions, on ne préserve pas toujours du rhume de cerveau.

Aussitôt que vous entendez l'enfant éternuer, mettez-lui sur le bas du front touchant aux sourcils, sur les sourcils, sur le nez jusqu'aux narines, dessus et de côté, un corps gras quelconque, soit du cold-cream, soit de l'huile d'amandes douces, soit de l'huile d'olive, soit de la pommade à cheveux, soit même de la chandelle ou du beurre, si vous n'avez pas autre chose.

Remettez le corps gras chaque fois que vous vous apercevez qu'il a été soit essuyé par l'enfant, soit absorbé par la peau.

Lavez bien le lendemain avec de l'eau tiède et du savon, essuyez et recommencez si le rhume de cerveau dure encore.

S'il fait du vent, ne laissez pas l'enfant sortir.

Le meilleur des corps gras pour les rhumes de cerveau est le *baume tranquille*, mais il a une odeur et une couleur désagréables qui ré-pugnent quelquefois.

RHUME DE POITRINE OU TOUX.

Les enfants très-jeunes ont souvent des toux de dents ; ces toux sont généralement grasses dès le début, ou bien sèches et presque continues.

Pour ce genre de toux, il faut éviter l'air froid, le vent, couvrir un peu plus le cou, le dos, la poitrine et les bras, et donner des choses rafraîchissantes, comme : raisin, cerises douces, pommes, poires crues, pruneaux, etc.

Le lait d'amandes légèrement sucré réussit quelquefois pour ces toux de dents et d'irritation.

La nourriture doit être non diminuée, mais soignée ; évitez les choses salées, poivrées, épicées, trop sucrées.

Si la toux persiste, mettez sur le dos et sur la poitrine de la ouate et laissez-la jour et nuit.

Si la toux menace de devenir grave, si la fièvre s'en mêle, et que vous n'ayez pas de médecin :

Prenez deux ou trois feuilles de belladone, mettez-les dans une cuvette, versez dessus de l'eau fraîche et laissez cette cuvette dans la chambre où est l'enfant.

Renouvelez l'infusion matin et soir ;

Prenez une cuillère à café de cette infusion cinq minutes après qu'elle a été faite ; versez cette cuillerée dans un verre d'eau, sucrée ou non, selon le goût de l'enfant, et faites-lui-en prendre une cuillère à café toutes les deux heures ;

Cessez aussitôt que la toux diminue.

COQUELUCHE.

La coqueluche est une maladie terrible pour les enfants et pour ceux qui les soignent. Elle est contagieuse par l'haleine de l'enfant malade ou par l'application des lèvres sur un verre, une tasse, une cuillère qui auraient servi à l'enfant malade et qui n'auraient pas été lavés. Elle est facile à reconnaître à cause des quintes, avec difficulté de reprendre la respiration, qui en sont le principal symptôme. Quand on n'arrête pas la coqueluche dès le principe, les quintes se rapprochent et deviennent plus longues, surtout la nuit ; les vomissements surviennent surtout après avoir mangé.

Quand la toux menace de devenir coqueluche, l'enfant tousse plus la nuit que le jour et tousse par quintes.

Voici le traitement que j'ai vu appliquer avec le plus de succès et qui a même quelquefois arrêté la coqueluche dès son début.

Prenez cinq ou six feuilles de belladone, mettez-les dans une cuvette, versez dessus de l'eau fraîche et laissez-la s'évaporer dans la chambre de l'enfant. Renouvelez l'infusion le soir et mettez dans toutes les chambres où l'enfant joue ou se tient une cuvette ou terrine avec une infusion de belladone.

Donnez à l'enfant, le matin à jeun, une once de *manne en larmes* délayée dans de la pomme cuite ou dans des pruneaux bien cuits.

Si l'enfant n'aime pas la manne, donnez une cuillère à café d'huile de ricin ; vous mettez dans un verre du jus d'orange, ensuite la cuillère d'huile, puis du jus d'orange ; de cette façon on ne sent pas le mauvais goût de l'huile.

Recommencez tous les deux jours.

Si la première dose n'a pas amené une ou deux garde-robes abondantes, recommencez le lendemain et augmentez un peu la dose.

Mettez une goutte d'huile de *croton tiglium* avec trois ou quatre gouttes d'huile d'amandes douces ou d'huile d'olive tiède, et frictionnez légèrement, soir et matin, avec ce mélange, le cou de l'enfant par devant.

Il va sans dire qu'à chaque friction on fait le même mélange des deux huiles.

Si le cou devient rouge ou sensible, changez de place, frictionnez au-dessous ou à côté.

Promenez l'enfant au grand air tant que vous le pourrez et si le temps le permet ; le vent froid serait préjudiciable ; faites-le changer d'air si c'est possible ; l'air et le changement d'air sont de puissants remèdes contre la coqueluche.

Donnez une nourriture légère et un peu moins abondante que d'habitude ; évitez les mets salés, poivrés, épicés, les pâtisseries, les bonbons, le café, le vin, enfin tout ce qui pourrait exciter la toux.

Souvent une cuillerée de café noir ou de vin de Malaga empêche le vomissement et diminue la violence des quintes.

Au moyen de ce traitement si simple, j'ai vu plusieurs fois la coqueluche arrêtée en vingt-quatre heures et convertie en une toux sans gravité ni durée. Il est vrai que j'ai commencé le traitement dès la première quinte avec suffocation.

ROUGEOLE. — Premiers symptômes. — Maladie. — Période décroissante.

La rougeole est une maladie peu grave si elle est bien soignée, très grave si les soins sont donnés avec négligence ou inintelligence.

Les symptômes précurseurs sont :

Rhume de cerveau ;

Yeux pleurants ;

Toux ;

Mal de gorge, quelquefois.

Au bout d'un jour ou deux, survient la fièvre avec agitation.

Après un jour ou deux de fièvre, on commence à apercevoir de légères taches rouges comme des piqûres de puce sur la poitrine, les bras, les cuisses ; elles gagnent le visage et tout le corps.

À mesure que les taches rouges se multiplient, la toux, le rhume, La fièvre diminuent ; au bout de deux jours, les rougeurs tendent à s'effacer ; c'est le moment du danger et des précautions.[1]

Tant que la fièvre entretient dans le malade une chaleur qui porte à la peau, il n'y a pas à craindre de voir les rougeurs disparaître subitement.

Mais quand la fièvre est tombée, que les rougeurs tendent naturellement à s'effacer, il faut préserver soigneusement le malade de tout refroidissement, de tout air extérieur, de tout courant d'air. Chacun sait le danger d'une rougeole rentrée.

Nous allons indiquer les soins à donner au début et dans le courant de la maladie.

Lorsque les symptômes annoncés plus haut sont accompagnés de fièvre, on doit toujours se mettre en garde contre une maladie de peau et chercher à faciliter l'éruption.

Il faut tenir l'enfant au lit, avec une boule d'eau chaude aux pieds.

S'il a mal à la tête, mettez aux pieds des cataplasmes de farine de lin, saupoudrés d'une pincée de camphre ou de farine de moutarde.

Si le cataplasme ne dégage pas la tête, s'il y a de l'agitation, faites prendre à l'enfant un bain de pieds d'eau de savon. C'est un excellent moyen de faire paraître les rougeurs et d'attirer aux pieds.

Si les rougeurs sont abondantes à la tête et moins apparentes et nombreuses sur le reste du corps, mettez encore des cataplasmes camphrés aux pieds ; faites, sous la couverture, des frictions aux

1 Le danger, dans la rougeole, consiste surtout dans les complications, à la tête desquelles il faut mettre la pneumonie ou fluxion de poitrine, qui est toujours le résultat d'un refroidissement.

jambes et aux cuisses avec une brosse en laine à frictionner, ou, à défaut de cette brosse, avec une flanelle. Ne couvrez pas la tête et tenez chaudement les pieds et les jambes.

Ne donnez pas à manger pendant la fièvre. Donnez à boire de l'eau de gomme, de l'eau pure, de l'eau de poulet, selon le goût de l'enfant.

Ne donnez pas à boire chaud, mais seulement dégourdi, un peu moins que tiède.

Si toutefois l'enfant préfère boire chaud, il ne faut pas le contrarier ; c'est un instinct naturel qu'on doit écouter.

Quand les rougeurs diminuent, que la fièvre tombe, ne changez pas l'enfant de lit, ne le changez pas de linge, ne le laissez pas découvrir jusqu'à ce que les rougeurs soient entièrement effacées. C'est, je le répète, le moment du danger, celui des plus grandes précautions.

Ne tenez pas la chambre trop chaude ; la grande chaleur porte à la tête.

Ne donnez, dans cette période décroissante, que du bouillon ; une petite tasse à la fois et pas plus souvent que toutes les deux heures. Le bouillon de poule serait meilleur que le bouillon de bœuf.

Quand les rougeurs sont disparues, vous pouvez donner des potages, des croûtes de pain ; augmentez de jour en jour jusqu'à ce que vous arriviez à la côtelette et au gigot. On peut donner de la viande trois jours après la cessation de la fièvre. Vous pouvez alors changer de linge.

Il est important, pendant toute la durée de la maladie et de la convalescence, de ne laisser dans la chambre qu'un demi-jour qui ne blesse pas les yeux. La rougeole atteint particulièrement les yeux ; c'est pourquoi il faut, pendant huit jours au moins, beaucoup les ménager.

On ne doit sortir que lorsque les forces sont tout à fait revenues et par un beau temps, trois semaines ou un mois, selon la saison, après l'invasion de la maladie.

SCARLATINE.

La scarlatine est de la même famille que la rougeole, mais c'est une maladie plus grave et qui demande les soins les plus minutieux pendant et après.

Le symptôme principal de la scarlatine est un mal de gorge très-violent ; il n'y a pas de rhume de cerveau bien prononcé, ni de rougeur et de larmoiement aux yeux.

Les taches n'ont pas de point rouge au milieu ; elles s'étendent et finissent par se joindre.

Il faut, plus encore que pour la rougeole, attirer aux pieds et dégager la tête. La disposition constante dans cette maladie est la congestion cérébrale. Il faut donc, dès les premiers soupçons de la scarlatine et avant que les rougeurs paraissent, donner des bains de pieds d'eau de savon et mettre des cataplasmes camphrés, comme c'est indiqué pour la rougeole.

La scarlatine est plus perfide que la rougeole ; elle peut rentrer à toutes les phases de la maladie, et la tête est constamment disposée à s'engager. Pour éviter les accidents qui, dans cette maladie, sont presque immédiatement mortels, il faut veiller à ce que le malade ne se découvre pas, qu'il ne soit pas dans une chambre trop chauffée, qu'il ne soit pas démesurément couvert, que la tête soit autant que possible découverte ; si l'enfant a la bonne habitude de dormir nu-tête, laissez la tête nue pendant toute la durée de la maladie ; c'est un préjugé fâcheux que celui de presque toutes les mères, nourrices et bonnes, de croire que les enfants doivent avoir la tête très-couverte. *Quand l'enfant a des cheveux*, il vaut infiniment mieux pour lui qu'à un an ou dix-huit mois, selon la saison où il est né, il prenne l'habitude de rester nu-tête, la nuit comme le jour. Ne lui mettez un bonnet que s'il est enrhumé du cerveau. Il faut surveiller l'état de la gorge, qui est toujours menaçant pendant la durée des taches rouges ; si vous apercevez des taches blanches à la gorge, suivez le traitement indiqué au chapitre *Angine couenneuse*, pages 18 et suivantes.

Les soins à donner à la convalescence de la scarlatine sont plus longs ; il faut surveiller davantage le régime, il faut rester plus longtemps sans sortir, surtout l'hiver ; le moindre refroidissement amène une enflure générale une hydropisie accidentelle, qui est quelquefois difficile à combattre, et d'autres accidents fort graves.

En hiver, ne sortez l'enfant que six semaines après la fin de la scarlatine.

Quant aux boissons, donnez-les tièdes, même chaudes si l'enfant le préfère ; vous donnerez les tisanes que vous voudrez, depuis l'eau pure jusqu'à la violette, le tilleul, la bourrache, la mauve, etc.

Si l'enfant ne tousse pas, vous pouvez sucrer avec du sirop de cerises, d'oranges, de framboises, de mûres.

Si l'enfant tousse, sucrez avec du sirop de gomme, de capillaire, de fleur d'oranger, ou, à défaut de ces sirops, avec du sucre.

Il faut tenir le ventre libre au moyen de lavements de lait, d'eau de son ou de tilleul, mais en prenant bien garde aux refroidissements.

PETITE VÉROLE ET PETITE VÉROLE VOLANTE

les symptômes de la petite vérole sont les mêmes que ceux de la petite vérole volante, mais plus prononcés.

L'enfant a des vomissements, mal à la tête ; la fièvre suit de près ces symptômes ; la tête s'engage davantage, jusqu'à ce que des boutons semblables à ceux du vaccin commencent à paraître. Ils sont d'abord rouges et pointus ; le second et le troisième jour, ils blanchissent et s'aplatissent ; le quatrième jour, ils commencent à sécher et à noircir par le milieu ; l'escarre se forme et tombe au bout de huit jours.

À la période du dessèchement survient la démangeaison ; pour l'adoucir, il faut mettre un peu d'huile d'amandes douces ou même de l'huile d'olive ou de faîne.

Les soins à donner à la petite vérole sont faciles :

Tenir l'enfant au lit jusqu'à ce que les boutons soient séchés.

Faire prendre, avant l'apparition des boutons, des bains de pieds d'eau de savon.

Tenir le ventre libre en donnant tous les jours un lavement moitié lait, moitié eau, ou bien d'eau de graine de lin ou d'eau de guimauve.

Ne donner aucune nourriture, jusqu'à ce que la fièvre tombe et que l'enfant demande à manger.

Faire boire de l'orangeade,[1] jusqu'à ce que les vomissements et le mal de tête soient passés ; alors remplacez l'orangeade par de la tisane de fleurs de mauve ou de violettes, ou de tilleul. Ayez soin, avant tout, de ne pas forcer l'enfant à boire une boisson qui lui répugne ; vous augmenteriez le mal de cœur et le mal de tête. Donnez à l'enfant de l'eau pure s'il témoigne le désir d'en avoir, il faut, pour ces détails très-innocents, écouter l'instinct du malade.

Tenez les pieds chauds au moyen d'un cruchon d'eau chaude.

Quand la fièvre est tombée, donnez une petite croûte de pain, si l'enfant témoigne un vif désir de manger ; si la croûte passe bien, vous pouvez donner, deux ou trois heures après, un bouillon. Si l'enfant préfère encore des croûtes de pain, vous pouvez lui en donner sans inconvénient.

l'enfant peut se lever quand les boutons sont secs et noirs ; il peut sortir quand toutes les escarres sont tombées.

La petite vérole volante est la miniature de la petite vérole ; tout est moins grave et les boutons sont moins abondants ; le traitement est le même pour les deux maladies.

J'ajouterai, pour terminer, que si la tête reste engagée et très-douloureuse, malgré les bains de pieds et les cataplasmes camphrés, et que les boutons ne paraissent pas, il faut mettre une petite sangsue à chaque cheville interne et laisser couler le sang pendant une demi-heure. Cette saignée de pieds dégagera la tête et facilitera la sortie des boutons.

URTICAIRE ET ORTILIÈRE.

Cette maladie n'en est pas une ; elle est incommode à cause de la démangeaison affreuse qu'elle occasionne ; mais elle n'empêche ni de manger ni de jouer, ni de sortir ; même en hiver, contrairement à toutes les maladies de peau, le froid provoque sa sortie ; la chaleur diminue plutôt les boutons.

Les symptômes sont des boutons comme des piqûres d'orties, ac-

---

1 La meilleure manière de faire l'orangeade et la limonade, c'est d'exprimer un peu de jus d'orange ou de citron dans de l'eau sucrée.

compagnées de démangeaisons intolérables, surtout la nuit. Habituellement, ces boutons changent de place, tantôt c'est un bras qui en est couvert, un instant après, c'est une jambe, ou un pied, ou le visage.

Il n'y a généralement pas de fièvre ; l'appétit reste bon.

Le seul traitement à faire est de rafraîchir en faisant boire un ou deux verres par jour d'orangeade ou de limonade, et de s'abstenir de toute nourriture salée ou excitante.

Il faut essayer des bains de feuilles de mauve ou de tilleul ; un bain de vingt minutes tous les soirs avant le dernier repas.

Si le bain de mauve ou de tilleul ne réussit pas, essayez-en un autre, le lendemain, avec un verre de vinaigre dans la valeur de deux seaux d'eau. Souvent l'acidité du vinaigre enlève la démangeaison.

Un remède facile et qui réussit presque toujours, c'est de faire à l'enfant une soupe avec de jeunes feuilles d'orties comme on fait une soupe aux herbes ordinaires.

On y met du pain si on veut.

On peut recommencer cette soupe aux orties plusieurs jours de suite, si elle plaît à l'enfant.

J'ai vu l'urticaire ou ortilière venir subitement à la suite d'une frayeur, d'une douleur vive, etc. ; un de mes plus jeunes fils, en ramassant une balle qui avait roulé sous une commode, fut piqué sous l'ongle par une guêpe ; la douleur fut si vive, qu'il fut sur le point de se trouver mal ; quelques instants après il fut couvert de boutons urticaires, qui ne se dissipèrent qu'au bout de trois jours.

CROÛTES AU VISAGE.

Les croûtes à la tête, au front, au visage, sont le résultat d'une humeur héréditaire ; on peut les conjurer, les prévenir même en partie, avec une grande propreté.

la tête de l'enfant, de même que tout le corps, doit être lavée à grande eau et savonnée tous les jours. C'est un préjugé de bonne femme, de craindre l'humidité à la tête et le savon pour la peau. Lavez, savonnez tous les matins la tête, le visage, le corps de l'enfant ;

il s'en trouvera bien et sera moins sujet à s'enrhumer.

Si, malgré ces soins, l'enfant a des rougeurs, puis des croûtes sur la tête, lavez la tête avec de l'eau de sureau ; si les croûtes persistent, mettez dessus, pendant deux heures, un petit cataplasme ; ensuite mettez un corps gras quelconque, cold-cream, huile d'amandes douces, huile d'olive, n'importe ; le lendemain, lavez bien, et si la croûte tient encore, recommencez le cataplasme et le corps gras ; les croûtes ne tarderont pas à tomber. Vous mettrez ensuite de la poudre, vous continuerez à laver tous les matins et à poudrer jusqu'à ce que la rougeur ait disparu.

Quand il survient des rougeurs au visage, mettez tout de suite un des corps gras ci-dessus désignés ; lavez matin et soir avec de l'eau de sureau ; quand la rougeur tend à s'effacer, mettez de la poudre matin et soir.

Si la croûte se forme malgré ces précautions, mettez de la crème fraîche pour la nuit ; lavez bien le matin et poudrez toute la journée.

ÉCOULEMENT D'OREILLES.

La cause en est dans le principe héréditaire, de même que pour les croûtes, les scrofules, etc.

Le traitement consiste dans la propreté d'abord.

Injectez très-doucement, avec précaution, de l'eau d'orge miellée, tiède, dans l'oreille qui donne de l'humeur ; pendant l'injection, faites incliner la tête de l'enfant du côté ou se fait l'injection, pour que l'eau entraîne toute l'humeur qui s'est amassée dans l'oreille. Continuez jusqu'à ce que le dedans de l'oreille soit nettoyé.

Ayez soin, je le répète, de ne pas injecter trop fortement ; allez-y avec ménagement ; un jet trop fort pourrait irriter le tympan et donner des maux d'oreilles.

Après l'injection, quand l'eau est bien écoulée, essuyez avec précaution l'oreille, faites pencher la tête du côté opposé à l'oreille malade, et versez-y une goutte d'huile d'amandes douces ou d'olive, tiédie dans une cuillère d'argent. Prenez garde de trop chauffer, le remède serait pire que le mal.

Il faut, si ces moyens ne suffisent pas, un traitement tonique et anti-scrofuleux qui doit être dirigé par un médecin.

MAL D'OREILLES.

Les enfants sont sujets à avoir des maux d'oreilles ; la souffrance en est très-vive.

Quand l'enfant se plaint de mal dans l'oreille, versez-y une ou deux gouttes d'huile de lis, légèrement tiédie, et mettez du coton par dessus, mais sans le faire entrer dans le tuyau de l'oreille. Mettez un bonnet pour maintenir la ouate et empêcher le contact de l'air.

Si la douleur persiste, faites bouillir pendant cinq minutes une tête de pavot dans un verre d'eau ; faites refroidir promptement, et quand l'infusion n'est plus que tiède, trempez-y un morceau de ouate gros comme une petite noisette et mettez-le dans l'oreille, en faisant pencher la tête du côté opposé, pour que l'eau pénètre bien dans le fond de l'oreille. Mettez par-dessus de la ouate sèche et maintenez le tout avec un bonnet.

Continuez l'usage du bonnet pendant un jour ou deux.

ÉCORCHURES DANS LES JOINTURES, DANS LES PLIS ET DERRIÈRE LES OREILLES.

Les très-jeunes enfants sont sujets aux écorchures dans les plis du cou, des cuisses, des jarrets, des pieds, des aisselles.

Pour les prévenir, il faut laver l'enfant tous les jours, principalement dans tous ces plis, bien essuyer jusqu'au fond sans frotter, et poudrer deux fois par jour au moins avec de la poudre de riz ou d'orge ; elle se vend chez tous les parfumeurs et les pharmaciens.

Quant aux plis des cuisses, etc., lavez et poudrez toutes les fois que l'enfant aura sali sa couche, et pour le moins trois fois par jour.

Lavez et poudrez deux fois par jour derrière les oreilles.

Si, par négligence, l'enfant est coupé, mettez une goutte d'huile d'amandes douces ou d'olive ; lavez deux fois par jour en laissent couler l'eau sans frotter ; remettez chaque fois de l'huile.

Quand l'écorchure est guérie, mettez de la poudre.

Soyez certain que les coupures et écorchures dans les plis sont dues à la négligence et au défaut de propreté. Un enfant bien soigné ne se coupera jamais.

BRÛLURES.

Si l'enfant se fait une brûlure, soit par l'eau bouillante, soit par le feu, râpez immédiatement du savon blanc de lessive dans un peu d'eau, mêlez bien jusqu'à ce que le savon soit fondu et qu'il fasse une pâte de l'épaisseur du cérat ; appliquez un paquet de ce savon sur la brûlure ; maintenez-le avec une bande de linge ; au bout de cinq minutes la douleur disparaîtra.

Préparez-en d'avance la quantité nécessaire pour un ou deux pansements ; au bout de trois ou quatre heures changez le savon ; ayez soin de tout préparer d'avance pour que la brûlure ne reste pas à l'air ; aussitôt qu'elle est à découvert, appliquez vite dessus un paquet de savon délayé frais et enveloppez d'un linge.

La nuit, ne changez que si l'enfant se plaint.

Au bout de deux ou trois jours la brûlure sera guérie ; il n'y paraîtra plus ; il n'y a plus qu'une légère rougeur qui s'efface peu de jours après.

Ce remède est de tous ceux que j'ai employés et fait employer, le plus efficace, le plus prompt, le plus facile à appliquer et à trouver. Chacun peut avoir par précaution du savon de ménage ; il doit être blanc ; le savon marbré est mauvais.

Si la brûlure est très-étendue et très-grave, recouvrez-la, à une épaisseur d'un demi-centimètre, de charbon de bois en poudre ; laissez-le sur la brûlure sans l'enlever ; quand il se déplace, remettez de la poudre de charbon sans enlever ce qui tient ; au bout de deux ou trois jours, la brûlure sera guérie ; sinon, il faut appeler un médecin et employer les remèdes indiqués par lui.

Un autre moyen excellent et facile, est l'application de compresses de teinture d'arnica dans de l'eau, à la dose d'une cuillère à café de teinture dans un verre d'eau ; on entretient la compresse mouillée en la bassinant sans l'enlever.

CHUTES ET COUPS.

Pour les chutes ou coups reçus en jouant, mettez dans un demi-verre d'eau une petite cuillère à café de teinture d'arnica, faites boire une cuillère à café de ce mélange, et bassinez avec le reste la partie contusionnée trois ou quatre fois par jour, pendant deux ou trois jours.

COUPURES ET ÉCORCHURES.

Quand un enfant s'est coupé ou écorché, prenez un œuf cru, cassez-le en deux ; videz dans une assiette le blanc et le jaune ; détachez de la coquille la pellicule ou peau intérieure qui la tapisse, et posez ces morceaux de peau sur la coupure ou écorchure.

Ne mettez pas les morceaux trop grands ; si l'écorchure ou la coupure est grande, plusieurs petits valent mieux.

Ayez soin d'appliquer sur la peau le côté gluant.

Si c'est une coupure, ayez soin, avant d'appliquer la peau d'œuf, de rapprocher les deux côtés de la coupure pour qu'ils se touchent.

Maintenez la peau d'œuf avec un linge jusqu'à ce qu'elle soit séchée.

Laissez-la sans y toucher ; si elle s'en va, remettez une peau d'œuf fraîche. Quand l'écorchure ou la coupure est guérie, la peau tombe toute seule. Si c'est le doigt qui est malade, ayez soin qu'il ne soit pas entouré par la peau d'œuf qui, en se séchant, se resserre et occasionne par la pression une douleur très-vive.

Avec ce moyen vous n'aurez jamais d'inflammation ni par conséquent de douleur.

Un autre moyen facile et efficace, c'est du papier Fayard. Vous l'appliquez sur la coupure ou écorchure, et vous le laissez jusqu'à ce qu'il tombe ; il est difficile à enlever. On peut l'ôter avec de l'huile, mais c'est trop long. Il ne tombe naturellement qu'au bout de dix à vingt jours.

HÉMORRAGIE NASALE.

Les enfants sont sujets aux saignements de nez ; il ne faut pas s'en inquiéter.

Si pourtant l'hémorragie devenait trop abondante, bassinez le nez, le front, la nuque avec de l'eau froide. En même temps faites lever en l'air le bras du côté opposé à celui de la narine qui donne du sang ; c'est-à-dire, si le saignement de nez vient de la narine gauche, faites lever le bras droit, si c'est de la narine droite, faites lever le bras gauche ; maintenez le bras en l'air quelques secondes.

Le saignement de nez ne tardera pas à s'arrêter.

Si toutefois il continue, mettez dans un verre d'eau froide, sucrée ou non, selon le goût de l'enfant, une cuillère à café d'eau de Pagliari, faites-en boire quelques gorgées ; recommencez au bout de cinq minutes, si l'hémorragie n'est pas arrêtée.

INFLAMMATION DES YEUX.

Il n'est question ici que des inflammations légères, et non d'ophtalmies graves qu'un médecin seul peut traiter.

Si l'enfant a les yeux enflammés, ce qui arrive quelquefois par suite d'un coup d'air, d'une lumière trop vive, etc., prenez un oignon de lis, faites-le cuire dans très peu d'eau ; quand il est refroidi, écrasez-le pour en faire un cataplasme que vous appliquerez sur l'œil malade ; laissez-le douze heures.

L'inflammation sera dissipée, ou si elle ne l'est pas entièrement, recommencez le même remède. Si vous n'avez pas d'oignon de lis, prenez cinq ou six feuilles de laitue crue ; vous écraserez légèrement les côtes des feuilles, vous les coudrez ensemble au moyen de deux trois points et vous les mettrez sur l'œil fermé. Vous fixerez au moyen d'une légère bande de toile.

Vous aurez soin de changer toutes les deux ou trois heures.

Si au bout de douze heures il n'y a pas d'amélioration, faites une application de pomme cuite que vous laisserez cinq à six heures.

Si l'enfant ne supporte pas un corps étranger et un bandeau sur l'œil, bassinez-le toutes les heures avec de l'eau de riz froide, très légère, légèrement acidulée de quelques gouttes de vinaigre ; ou bien avec de l'eau de mélilot.

La nuit, ne bassinez que lorsque l'enfant est éveillé ; laissez-le dormir : le sommeil est le meilleur des remèdes.

DENTITION.

Le travail des dents se fait sentir longtemps avant qu'elles soient percées ; il commence quelquefois à deux mois, le plus souvent à quatre, ou huit, quelquefois plus tard ; il ne faut pas s'inquiéter d'un retard.

Il y a des enfants qui ne percent leurs premières dents qu'à seize ou dix-huit mois, d'autres qui en ont à trois mois. Mon fils aîné a percé sa première dent à quinze mois ; mon plus jeune fils en avait deux à deux mois ; les deux dentitions sont également difficiles.

Il y a trois époques de dentition :

La première, qui est la plus difficile à passer, est terminée généralement à trois ans ; elle se compose de vingt dents.

La seconde commence de quatre à cinq ans et se termine entre huit et neuf ; elle se compose de quatre grosses dents du fond nouvelles et de douze dents de devant remplaçant celles de la première dentition.

La troisième commence de neuf à dix ans et se termine de douze à quatorze ; elle complète les vingt-huit dents, en donnant quatre dents du fond nouvelles et en remplaçant les huit dents de la première dentition, de sorte que les vingt dents de la première dentition se trouvent toutes remplacées.

Pendant ces trois dentitions, les enfants sont sujets à des toux qui souvent sont grasses dès l'origine comme une fin de rhume ; quelquefois elles sont et restent sèches, fréquentes, convulsives, et disparaissent subitement comme elles sont venues.

Les bains de son ou de tilleul, tièdes, sont toujours très-utiles pendant la dentition.

Le seul remède à faire est de donner soit du raisin dans l'automne, soit des cerises au printemps, soit tous autres fruits de la saison, pour rafraîchir et calmer.

À défaut de fruits, donnez du lait d'amandes léger. Pilez six amandes douces, une amande amère (après les avoir dépouillées de leur peau), et quand c'est bien pilé, versez dessus un verre d'eau chaude ; sucrez avec du sucre ordinaire ; l'enfant peut en boire deux ou trois verres par jour.

Pendant la dentition, les enfants sont sujets à des dérangements d'entrailles. Nous avons dit, dans un chapitre précédent, pages 12 et 13, le régime et le traitement à suivre dans ce cas.

Enfin, la dentition amène mille indispositions, comme vomissements, accès de fièvre, écoulements d'humeurs. Il ne faut pas s'en effrayer, et il faut soigner ces maux passagers, ou les symptômes, d'après les conseils indiqués aux chapitres précédents.

Ne permettez jamais à aucun médecin d'employer cette fatale mode anglaise, d'inciser les gencives de l'enfant comme moyen soi-disant excellent pour faciliter la sortie de la dent. Après l'incision, la gencive se cicatrise, devient plus dure qu'auparavant ; la dent a beaucoup plus de peine à percer cette peau durcie par la cicatrice, et l'enfant est plus exposé soit aux convulsions, soit aux autres maux amenés par la dentition.

Vous lui avez donc infligé une souffrance non-seulement inutile, mais contraire au but que vous espériez atteindre.

Ne laissez pas non plus calmer l'agitation de l'enfant par l'opium, le sirop de pavot, diacode, et autres narcotiques qui peuvent amener des maladies graves à la tête.

FAIBLESSE DES REINS.

Si l'enfant a de la faiblesse dans les reins, qu'il ne puisse pas se soutenir facilement assis à six ou sept mois, ni debout à onze ou douze mois, frictionnez-lui légèrement les reins et l'épine du dos, matin et soir, avec de l'eau-de-vie. Les frictions avec de l'huile de foie de morue sont encore plus efficaces. Ayez soin de toujours frictionner de haut en bas, de la nuque aux reins. Ce moyen très innocent donne beaucoup de force aux reins et aux jambes. La faiblesse des jambes provient toujours de la faiblesse de l'épine dorsale.

Les frictions sèches aux reins et aux jambes sont excellentes pour fortifier ; on se sert d'une flanelle ou d'une brosse dure.

EMPOISONNEMENTS.

Opium, pavot.

Si l'enfant est empoisonné par du laudanum, il faut d'abord provoquer les vomissements en chatouillant la gorge à l'intérieur avec une barbe de plume ; ensuite faites-lui avaler du café noir par cuillères à café toutes les dix minutes, jusqu'à ce que l'engourdissement soit passé.

Si l'engourdissement ne cède pas au bout d'une heure, mêlez à chaque cuillère de café une quantité égale de jus de citron ; à défaut de citron, du vinaigre ; vous pouvez sucrer sans inconvénient. Employez aussi les compresses vinaigrées sur les tempes et le front.

C'est le meilleur contre-poison des substances narcotiques.

Vert-de-gris, blanc de plomb.

Si l'enfant est empoisonné par l'une de ces deux substances minérales, donnez-lui, après avoir provoqué les vomissements, et en attendant le médecin, beaucoup d'eau fortement sucrée.

Battez douze blancs d'œufs dans deux litres d'eau, sucrez fortement et faites-en boire une bonne tasse toutes les trois ou quatre minutes, jusqu'à ce que les accidents aient cessé.

Si vous n'avez pas d'œufs, faites de l'eau de savon avec un quart de savon *blanc* et trois quarts d'eau, sucrez et faites-en boire alternativement avec l'eau sucrée, jusqu'à ce que les coliques, les nausées, etc., aient disparu.

Champignons.

Il faut faire vomir le plus tôt possible. Pour obtenir le vomissement, faites boire de l'eau tiède tant que l'enfant peut en boire ; un demi-verre toutes les cinq minutes, si c'est possible. En même temps, chatouillez l'intérieur de la gorge avec la barbe d'une plume ou d'un pinceau.

Si l'eau tiède n'amène pas de vomissement au bout d'un quart d'heure :

Prenez une cuillère à café de sel de cuisine, une cuillère à café de farine de moutarde, mêlez dans un verre d'eau tiède et faites-le avaler de gré ou de force.

Quand l'enfant commence à vomir, penchez-le vivement en avant, soutenez sa tête et comprimez légèrement le ventre.

Après le vomissement, faites-lui rincer la bouche et laissez-le reposer.

Si les accidents recommencent, coliques, agitations, hauts-de-cœur, redonnez de l'eau tiède ou du sel avec de la moutarde.

Quand les accidents ont cessé, qu'il ne reste que du brûlement, des coliques légères, du malaise :

Donnez du lait, de l'eau sucrée, de l'eau albuminée[1] tant que l'enfant en voudra. S'il désire du café noir, donnez-lui-en ; il se remettra plus promptement.

ASPHYXIE PAR LE CHARBON.

S'il y a asphyxie par des vapeurs de charbon, portez vite l'enfant à l'air, frottez-le avec du vinaigre ; couvrez la tête de compresses d'eau froide que vous remouillerez sans cesse ; en même temps, entourez les pieds et les jambes de bouteilles d'eau chaude ou de briques chauffées, ou de cendre chaude.

Aussitôt que l'enfant peut avaler, donnez-lui du café pur par cuillères à café ; continuez jusqu'à ce que vous ayez un médecin.

PIQÛRES DE COUSINS, DE GUÊPES OU AUTRES INSECTES VENIMEUX.

Si l'enfant est piqué par un cousin ou une guêpe, ou autre bête de ce genre, mettez sur la piqûre une goutte d'alcali volatil. Pour les

---

1 Voy. pour *l'eau albuminée*, p. 12.

piqûres de guêpes ou de frelons, recommencez plusieurs fois. Pour les cousins, une ou deux fois suffisent. La démangeaison et l'enflure ne tarderont pas à disparaître.

Un autre moyen très facile et à portée de tout le monde, est de prendre de la terre noire et humide prise à une profondeur d'un pied au moins, et de l'appliquer sur la piqûre après en avoir enlevé le dard de l'insecte.

Un troisième moyen est de mettre sur la piqûre de la craie en poudre ; la douleur disparaît instantanément. De l'eau vinaigrée est bonne aussi, mais moins efficace que l'alcali, la terre et la craie.

PIQÛRE DE VIPÈRE.

Aussitôt qu'une vipère a piqué l'enfant, liez fortement le membre piqué avec un cordon ou un mouchoir au-dessus de la piqûre ; un cordon exerce une compression plus efficace ; portez l'enfant aussi promptement que possible près du ruisseau, du fossé ou de la maison la plus rapprochée, pour laver à grande eau la piqûre, que vous ouvrirez le plus possible ; si vous pouvez avoir du sel pour laver avec de l'eau salée, c'est encore mieux ; quand vous aurez bien lavé, versez dans la piqûre et tout autour quelques gouttes d'alcali ; c'est un excellent antidote contre le venin de la vipère. Vous pouvez recommencer une ou deux fois, si l'enflure ne cède pas à la première application.

Défaites la ligature aussitôt après que la piqûre aura été lavée et cautérisée avec l'alcali.

ENGELURES.

Tout le monde sait reconnaître les engelures. La partie malade devient rouge, gonflée et cause des démangeaisons insupportables.

Le moyen préservatif est de se garantir du froid, mais comme ce n'est pas toujours possible, il faut s'occuper du moyen curatif. En voici un qui m'a toujours réussi pour mes enfants et petits-enfants.

Faites baigner le membre malade dans un bain d'eau de son qui ne doit être ni trop chaud ni trop froid ; il faut le prolonger pendant vingt minutes, une demi-heure même si on en a le temps et la patience.

Recommencez ces bains pendant trois jours, matin et soir ; l'engelure sera passée.

Il faut, pour que ce moyen si simple soit employé avec succès, ne pas laisser les engelures vieillir ni s'ouvrir ; on doit les prendre au début, de même que tous les maux qui atteignent l'enfance.

Un autre moyen, dont je n'ai pas encore fait usage, mais qui m'a été recommandé par un médecin, est de bassiner l'engelure trois ou quatre fois par jour avec une solution de quelques gouttes d'acide chlorhydrique dans un verre d'eau de fontaine.

LES CORS.

Je ne connais pas de remède certain contre les cors placés au-dehors des doigts de pieds ; mais j'en connais un pour les *œils de perdrix*, les plus douloureux de tous les cors.

Lorsque l'enfant se plaint de douleur au pied et que rien ne paraît à l'extérieur, ouvrez les doigts et examinez s'il n'y a pas dans l'entre-doigt un cor qui ait laissé sa marque sur le doigt opposé.

Si vous trouvez ce cor et la marque qui en est la conséquence, mettez un linge fin double ou un peu de ouate entre les deux doigts, de manière que le cor porte sur le linge ou la ouate.

Lorsque l'enfant se couche, enlevez le linge, mettez à la place un petit paquet de chandelle molle, demi-fondue, et laissez-la toute la nuit.

Le lendemain, trempez le pied dans de l'eau tiède, enlevez la chandelle et avec la chandelle toutes les petites peaux qui se détachent ; employez pour cela un canif qui ne coupe pas. Quand le pied est essuyé, remettez comme la veille un linge fin double ou de la ouate.

Recommencez pendant un mois ou six semaines, plus même si c'est nécessaire. Ne cessez que lorsque toute trace d'œil de perdrix aura disparu.

Jamais ce moyen n'a manqué son effet. Je l'ai conseillé à des personnes qui souffraient depuis des années *d'œils de perdrix* ; toutes ont été guéries radicalement ; une d'elles a eu la constance de continuer ce traitement pendant six mois ; sa patience a été couronnée de succès. Il est vrai que dès la première semaine elle avait été notablement soulagée. Généralement le soulagement se fait sentir dès le second ou le troisième jour.

Il est inutile d'ajouter que l'enfant doit être chaussé large, surtout du bout du pied. Les souliers des enfants doivent toujours être très-carrés du bout, pour ne pas gêner et déformer les doigts.

Quant aux cors ordinaires, on les fait souvent passer en mettant dessus trois gouttes de teinture d'iode ; on peut recommencer trois ou quatre fois. C'est un moyen innocent, mais qui ne réussit pas toujours.

III. MANIÈRES DE PRÉPARER ET D'APPLIQUER QUELQUES REMÈDES

MANIÈRE DE FAIRE DE L'EAU PANÉE.

Mettez de l'eau au feu dans un pot de terre ; quand l'eau commencera à bouillir ; jetez dedans quelques croûtes de pain ; laissez bouillir dix minutes et passez ensuite dans un linge blanc, en pressant un peu.

Eau panée plus nourrissante.

Prenez quatre onces environ de mie de pain, mettez-la dans une mousseline claire que vous nouerez sans serrer du tout ; mettez dans un pot de terre, contenant quatre à cinq verres d'eau ; faites bouillir pendant un bon quart d'heure ; retirez du feu, pressez le sac de mousseline avec une cuillère ; retirez-le, sucrez l'eau panée avec du sucre et mêlez chaque fois que vous en donnez à l'enfant.

MANIÈRE DE FAIRE DIVERSES TISANES,

Eau de riz. Prenez une poignée de riz ; versez dessus de l'eau bouillante ; mettez au feu ; aussitôt que l'eau commencera à bouillir, jetez-la en laissant le riz au fond. Versez d'autre eau et faites bouillir pendant un bon quart d'heure. Passez ensuite dans un linge blanc.

Eau d'orge. Même procédé.

Eau de gruau. Même procédé, sauf qu'il ne faut pas jeter la première eau, le gruau n'ayant pas l'âcreté du riz et de l'orge.

Eau de gomme. Mettez deux tiers d'eau froide dans une carafe ; mettez-y ensuite 1 once ou 40 grammes de gomme en morceaux ; secouez bien ; au bout de cinq minutes, l'eau de gomme est faite ; remplacez à mesure l'eau que vous prenez, et secouez chaque fois que vous en remettez et que vous en ôtez ; quand la gomme est presque toute fondue, remettez-en une demi-once et continuez ainsi tant que vous en avez besoin.

MANIÈRE DE FAIRE LES CATAPLASMES.

Cataplasme camphré.

Préparez un mouchoir ployé en fichu ; mettez entre deux un morceau de taffetas gommé.

Prenez de la farine de graine de lin ; ayez une casserole ou terrine, de l'eau bouillante et une cuillère en bois.

Versez dans la terrine ou casserole la quantité de farine de graine de lin nécessaire pour vos cataplasmes. Versez dessus, petit à petit, de l'eau bouillante, en ayant soin de bien mêler ; versez-en jusqu'à ce que vous ayez une bouillie assez épaisse.

Étendez ensuite sur le linge préparé la quantité suffisante pour couvrir la plante des pieds ou les mollets, en ayant soin de ne pas en mettre jusqu'au bord du linge.

Saupoudrez d'une forte pincée de camphre en poudre.

Pour pouvoir piler le camphre, il faut en prendre un morceau gros comme une noisette, verser dessus deux ou trois gouttes d'esprit-de-vin ou d'eau de Cologne ; il s'écrasera ensuite comme du sucre.

Posez sous la plante du pied ou bien sur le mollet ; mais assurez-vous que le cataplasme ne soit pas trop chaud ; appliquez-y à cet effet soit votre joue, soit le revers de la main.

Rebroussez sur le pied la pointe du fichu ; enveloppez avec les deux bouts que vous renouerez à la cheville.

Cataplasme sinapisé.

Faites comme le précédent, avec la différence que vous mettez une cuillerée de farine de moutarde contre trois cuillerées de farine de graine de lin, et que vous mêlez le tout ensemble en versant l'eau bouillante.

MANIÈRE DE POSER LES SANGSUES.

Les sangsues doivent être sorties de l'eau deux heures avant d'être posées, et mises dans un verre ou une tasse recouverte d'un chiffon de toile bien attaché autour du verre, pour qu'elles ne puissent pas en sortir.

Le papier ne vaut rien, parce que les sangsues le détrempent et s'échappent.

Mettez les sangsues sur une serviette ; essuyez-les et mettez-les dans une ventouse ; à défaut de ventouse, dans un verre à liqueur ou autre verre de cristal de cette capacité.

Appliquez immédiatement sur la place où elles doivent mordre.

Si elles ne prennent pas tout de suite, enlevez le verre, frottez légèrement la place où elles doivent prendre avec l'eau sucrée ou du lait également sucré.

Si elles refusent encore de prendre et qu'on puisse avoir une pomme, coupez-la en deux, évidez-la pour en former une tasse, mettez les sangsues dedans ; elles prendront promptement par horreur pour la pomme.

Ayez du sel près de vous et deux cuvettes ; à mesure que les sangsues tombent, mettez-les dans une cuvette et saupoudrez-les de deux ou trois pincées de sel, pour les faire dégorger ; quand elles ont rendu le sang qu'elles ont pris, mettez-les dans une cuvette d'eau fraîche ; au bout de quelques minutes remettez-les dans le bocal où elles ont l'habitude de vivre.

Si les sangsues, après s'être remplies, restent trop longtemps attachées, c'est-à-dire plus de vingt minutes, saupoudrez-les légèrement de sel ; elles tomberont presque immédiatement.

Il faut changer l'eau des sangsues tous les jours ; ne leur donnez pas d'eau de puits ; elles ne tarderaient pas à mourir.

MANIÈRE D'ARRÊTER L'HÉMORRAGIE DES SANGSUES

Quand les ouvertures faites par les sangsues saignent trop longtemps, prenez un petit tampon de ouate, mettez dessus une pincée de poudre de colophane et appliquez le tampon sur les trous qui saignent ; maintenez avec les doigts en appuyant un peu fortement.

Si au bout de cinq minutes le sang est arrêté, levez doucement le doigt, mais sans détacher la ouate, et maintenez-la par une serviette ou un linge quelconque.

Si le sang continue à couler sous le tampon, levez-le, prenez une grosse pincée de poudre de colophane, mettez-la sur la piqûre et posez vivement dessus le bout du doigt ; maintenez-le sans bouger en appuyant un peu pendant cinq minutes ; si le sang ne coule plus, ayez un tampon de ouate recouvert de poudre de colophane, levez doucement le doigt de dessus la piqûre, sans décoller la colophane, et replacez immédiatement le coton, que vous fixerez avec un linge quelconque.

Les chiffons brûlés, les toiles d'araignées, ne valent pas la ouate.

S'il y a plusieurs piqûres qui saignent, vous appliquerez autant de doigts qu'il y a de piqûres, après avoir déposé sur chacune une bonne pincée de poudre de colophane. Si ces moyens sont insuffisants, il faut sans plus tarder appeler un médecin.

MANIÈRE DE FAIRE PRENDRE LES BAINS DE PIEDS.

Bain de pieds de savon.

Prenez un seau pour bain de pieds, versez-y de l'eau chaude, prenez un quart de livre ou 125 grammes de savon blanc ; grattez-le avec un couteau jusqu'à ce que tout soit réduit en tout petits morceaux. Faites tomber à mesure dans l'eau chaude, mêlez ensuite avec un bâton. Quand le savon est fondu, remplissez le bain aux deux tiers au plus avec de l'eau froide et chaude ; pour vous assurer que le degré de chaleur est suffisant, plongez-y votre avant-bras ; il faut que vous puissiez l'y maintenir sans être incommodé de la chaleur.

Plongez-y doucement les pieds de l'enfant ; s'il se plaint de la chaleur, ajoutez de l'eau froide, quand même vous trouveriez le bain chaud à point. La peau des enfants, et de certains enfants, est, à cause de son extrême finesse, plus sensible que la nôtre aux influences du chaud et du froid.

Si vous faites crier l'enfant, le sang se portera à la tête, à la gorge, et vous lui ferez plus de mal que de bien avec le bain de pieds que votre obstination aura maintenu trop chaud.

Quand l'enfant a les pieds dans l'eau, couvrez le seau, les jambes et les cuisses avec une serviette, pour maintenir la chaleur.

Réchauffez le bain toutes les deux ou trois minutes, en ayant bien soin de mettre votre main entre les jambes de l'enfant et l'eau que vous versez, afin de ne pas l'échauder.

Si l'enfant se trouve bien du bain, continuez-le pendant quinze ou vingt minutes au plus.

Ayez deux serviettes chaudes, en coton, pour essuyer les pieds, et enveloppez-les vite de crainte de refroidissement.

Si l'enfant se recouche, mettez d'avance dans son lit une bouteille d'eau bien chaude.

Bain de pieds de moutarde.

Même procédé, sauf qu'il faut verser 125 grammes ou un quart de livre de farine de moutarde dans l'eau, un instant avant de mettre les pieds de l'enfant dans le bain, et ne pas prolonger le bain au delà de huit ou dix minutes.

Bain de pieds de sel et de vinaigre.

Même procédé. Faites fondre deux grosses poignées de sel dans le bain de pieds, cinq minutes avant d'y mettre les pieds de l'enfant, et versez un verre de vinaigre au moment du bain.

Bain de pieds de cendre.

Si vous n'avez ni moutarde, ni sel, ni vinaigre, prenez une grosse pelletée de cendre tamisée, mettez-la dans un torchon, nouez, en ne serrant pas la cendre ; mettez dans le bain de pieds, pressez à plusieurs reprises la cendre, pour en extirper tout le sel, et laissez-la dans l'eau pendant la durée du bain.

MANIÈRE DE PLACER LES VENTOUSES.

Prenez une ventouse ; si vous n'avez pas de ventouse, un verre à bordeaux ou à madère, mettez au fond quelques gouttes d'esprit-de-vin, allumez avec une allumette ou un chiffon de papier ; quand l'esprit-de-vin est enflammé, appliquez immédiatement la ventouse ou le verre sur la partie où vous devez les mettre, et laissez quelques minutes. Ayez soin d'agir promptement, pour ne pas donner aux parois du verre le temps de s'échauffer, ce qui causerait une brûlure au moins inutile.

Quand vous voudrez retirer la ventouse, penchez-la légèrement de côté, appuyez avec votre doigt sur la peau du côté opposé, pour faire entrer l'air dans la ventouse ; elle se détachera immédiatement.

On peut appliquer deux, trois, quatre ventouses à la fois ; mais c'est un peu douloureux à cause de la tension de la peau.

BOUTEILLE D'EAU BOUILLANTE POUR LES PIEDS.

Prenez un cruchon ou une bouteille de grès, remplissez d'eau presque bouillante, bouchez solidement. Ployez une serviette en fichu, roulez-la autour de la bouteille, renouez les deux bouts du fichu de manière à maintenir le bouchon, et mettez dans le lit en ayant soin de ne pas faire toucher aux pieds de l'enfant, de crainte de le brûler.

Renouvelez l'eau chaude toutes les cinq ou six heures.

REMÈDES QU'IL FAUT TOUJOURS AVOIR.

1. ÉMÉTIQUE, en petits paquets d'un grain chacun. (Se garde indéfiniment.)

2. SIROP D'IPÉCACUANHA ; trois onces. (Demande à être gardé dans un endroit frais ; doit se remplacer quand il est fermenté ; on s'aperçoit de la fermentation quand il se forme de la mousse au-dessus et lorsqu'en ouvrant le bouchon il s'échappe une petite vapeur.)

3. HUILE DE RICIN. (Rancit au bout de quelques mois ; on s'en aperçoit à la couleur jaune et à l'odeur rance.)

4. EAU DE PAGLIARI pour les hémorragies. (Se garde indéfiniment dans un flacon avec un bouchon de cristal.)

5. CAMPHRE, dans un bocal bien bouché. (Se garde jusqu'à évaporation.)

6. FARINE DE GRAINE DE LIN pour cataplasmes. (Rancit au bout d'un an environ.)

7. GRAINE DE LIN pour lavements. (Se garde indéfiniment.)

8. FARINE DE MOUTARDE pour sinapismes. (S'évente si elle n'est pas bien enfermée.)

9. Têtes de pavot, pour cataplasmes ou lavements.	}	Se gardent indéfiniment.
10. Papier Fayard pour les brûlures, écorchures, coupures.		
11. Feuilles de belladone.		
12. Fleurs de violettes.		
13. Fleurs de tilleul.		
14. Savon blanc pour bains de pieds et brûlures. (2 livres.)		
15. Gruau. (1 livre.)		
16. Orge. (1 livre.)		
17. Riz. (1 livre.)		
18. Gomme. (Une demi-livre.)		
19. Taffetas gommé. (50 centimètres.)		
20. Ouate en feuilles, sans gomme. (12 petites feuilles.)		
21. Flanelle.		
22. Ventouses. (4.)		
23. Cruchon de grès, pour l'eau bouillante.		
24. Sangsues. (6.)		
25. Teinture d'arnica, pour les chutes et les coups. (2 onces.)		
26. Alcali volatil. (Un flacon avec un bouchon de cristal.)		

FIN.

ISBN : 978-1979267281

www.ingramcontent.com/pod-product-compliance
Lightning Source LLC
Chambersburg PA
CBHW070736260726

48660CB00007B/2868